¿Es Obamacare para mí?

Doce pasos sencillos para entender si la ley ACA, "OBAMACARE" es para nosotros y lo que deberíamos hacer si queremos aprovecharla y, para quienes no la quieren, conocer sus consecuencias, determinar las potenciales penalidades y evaluar posibles opciones para obtener exenciones.

La ley ACA hizo realidad la asequibilidad de la salud para todos.

JOSELIN Chávez

Prohibida la reproducción total o parcial de este libro.

Prohibida la presentación de este libro en cualquier plataforma digital sin autorización del autor

TABLA DE CONTENIDO

¿QUE SABEMOS DE   OBAMACARE?

Antes de juzgar la
ley…conozcámosla

Gústenos o no esta ley nos afecta a
todos y deberíamos conocerla y
entenderla y así, quienes crean que
puede convenirles, podrían sacarle
el máximo provecho y aquellos que
no la quieren podrán conocer y
ejercer sus opciones de obtener las
exenciones de la ley que les puedan
ser aplicables

Antes de empezar con el desarrollo
del tema es importante precisar que
la palabra OBAMACARE es
simplemente una denominación que
se hizo común para hacer referencia
a la ley ACA la cual ha sido liderada y
defendida por el presidente Barack

Obama a lo largo de sus dos periodos en este honroso cargo.

¿CUAL FUEL EL PROPOSITO DE LA LEY ACA?

El propósito, principal, de esta ley fue complementar las regulaciones existentes en el área de la salud las cuales dejaban muchos vacíos porque muchos de sus aspectos fundamentales quedaban a la discrecionalidad de la industria de los seguros y de las instituciones prestadoras del servicio lo que generaba muchas injusticias hacia las personas que mayor necesidad tenían de una adecuada protección y a quienes les estaban, prácticamente, cerradas las puertas a la obtención de un adecuado seguro de salud.

En esta guía, inicialmente, voy a tratar de clarificar los cambios incorporados en esta ley que considere más destacables en lo referente a los seguros de salud procurando abarcar las nuevas restricciones impuestas a las compañías aseguradoras y la inclusión de una nueva opción de asequibilidad a la cobertura de seguros de salud puesta a disposición de la comunidad menos favorecida para quienes, por sus limitaciones de ingresos y los altos costos de la salud, les resultaba imposible poder acceder a un seguro de salud para sí mismos y para sus familias.

Con este cuadro en mente, a continuación, proveeré una breve explicación sobre lo que es la ley y los diferentes aspectos resaltados en este especifico propósito en la esperanza de que, al ser correctamente entendidos, la ley pueda resultarles conveniente y, también que quienes, definitivamente, no la quieran puedan explorar las posibles opciones que de luces sobre cómo evitar las probables multas a que pudieran verse expuestos.

EL ANTES Y DESPUES DE OBAMACARE

Veamos el antes y el después de implementada la ley ACA

- Antes había pre-existencias no asegurables o con periodos de espera- por ejemplo personas con pre-existencias en Diabetes; o mujeres en embarazo.

- Había Limitaciones a la cobertura anual y de por vida (Usualmente $ 1 Millón); lo que significaba que si el asegurado sufría alguna situación de salud que le llevara a agotar este monto; su cobertura terminaba automáticamente y no le quedaba posibilidad de renovarla.

-La fijación del costo de primas era discrecional:

Dependía de factores como: edad, sexo; generalmente, el valor de la prima, para las mujeres, era significativamente más costoso que para los hombres, igual cosa ocurría si el aspirante a cobertura era fumador, si consumía ciertos medicamentos, si sufría determinado tipo de enfermedades que pudieran representar altos costos para la aseguradora.

Con la ley ACA

Se eliminaron las pre-existencias y los periodos de espera; es decir ya no se le puede negar la cobertura a ninguna persona porque tenga alguna pre-existencia o imponerles periodos de espera en el inicio de la cobertura para esta especifica situación como por ejemplo a las damas a quienes se les imponían hasta diez meses de periodo de espera para la cobertura de embarazo.

También se eliminaron los límites al valor de la cobertura que era impuesto por las compañías de seguros; igualmente se les prohíbe negarse a renovar las pólizas de seguro vigentes si el asegurado lo desea.

Respecto a la fijación del costo mensual de las primas solo se permiten variaciones en los precios basados, exclusivamente en la edad y/o condición de si es fumador habitual pero limitando los topes máximos de las primas a pagar por estas especificas personas lo cual en lo referente a la edad no puede exceder del 300% de lo que costaría la prima para una persona de alrededor de los veintiún años y, para el fumador; no más del 150% del valor de la prima aplicable a un no fumador de similar edad.

FIJACION DEL COSTO DE LAS PRIMAS

Antes de la ley, los valores mensuales de prima eran más bajos porque al ser limitado el valor de la cobertura y al excluir de cobertura a las personas de alto riesgo los costos para las aseguradoras se reducían significativamente.

Las aseguradoras raramente emitían pólizas de seguro con garantía de renovación puesto que era una opción negociable según su conveniencia con lo cual también se reducían sus riesgos a futuro.

No existía la posibilidad de proveerle subsidio a las familias de bajos ingresos para el pago de las primas de seguros ni para cubrir parte de los costos de deducibles, coaseguros y copagos.

Los costos por deducibles, coaseguros y copagos eran similares a los actuales pero el asegurado tenía que cubrirlos al 100%

FACTORES QUE INFLUYEN EN LA FIJACION DE COSTO Y OPCIONES DE PAGO DE LAS PRIMAS CON LA LEY ACTUAL.

Con la ley vigente; los valores mensuales de las primas se incrementaron fundamentalmente porque se abrió la posibilidad para que ingresaran al Sistema a las muchas personas a quienes antes se les negaba la posibilidad de obtener un seguro de salud por representar el más alto riesgo y también por la renuencia de ingresar al Sistema de las personas de menor riesgo.

OPCION DE SUBSIDIOS PARA EL PAGO DE PRIMAS, COPAGOS, COASEGUROS Y DEDUCIBLES

La nueva ley les da a las familias de bajos ingresos muy significativos subsidios para el pago de las primas mensuales y los costos de Deducción, coaseguro y copagos; esto ha permitido el acceso a la obtención de seguro de salud a millones de personas para quienes antes no había posibilidad bien fuera por la discrecionalidad que tenían las aseguradoras de negarles la cobertura o, simplemente porque les era incosteable para muchas familias.

Por regla general, la renovación de las pólizas de seguro es garantizada; la ley les prohíbe a las compañías de seguros rehusarse a expedirlas.

QUIEN PUEDE ACCEDER AL SEGURO

Antes de la ley ACA era muy limitada la posibilidad de obtener una póliza de seguro de salud tanto por el alto costo de las mismas como por la discrecionalidad de las compañías de seguros de emitir esas pólizas.

Las opciones se limitaban básicamente a las siguientes:

1-A quienes les fueran ofrecidos planes de seguro de salud patrocinados y subsidiados por sus empleadores.

2-En los seguros individuales, quienes tuvieran la capacidad de pagar el alto valor tanto de las primas mensuales como de los deducibles, copagos y coaseguros y quienes, además, no tuvieran pre-existencias excluibles o que aún no hubieran agotado el límite establecido como máximo beneficio.

3-Las otras opciones eran para las personas que cumplían con los requerimientos para obtener MEDICARE, MEDICAID, programas CHIP y otros programas gubernamentales para grupos específicos.

Con la ley ACA se amplió el segmento de población que puede acceder a la cobertura de salud que ya existía en la legislación anterior ampliando algunos programas gubernamentales.

Además, con la nueva opción del subsidio, se abrió la oportunidad de asequibilidad para millones de personas con ingreso familiar incluido dentro de un corredor de entre el 100% y el 400% establecido en las tablas del FPL, (Federal Poverty Level), que les representaron subsidios en las primas y costos de deducibles de hasta el 94% lo cual se complementó con la implementación de un tope máximo en la prima mensual a pagar de hasta el 8% del ingreso familiar para aquellos a quienes su ingreso familiar llegue hasta el 400% del FPL.

La condición para poder recibir los subsidios, cuando el inscrito califica, es que haga la inscripción a través del Mercado de Seguros conforme a lo definido en la reglamentación de esta misma ley.

REGULACION SOBRE EL USO DEL DINERO RECAUDADO POR LAS PRIMAS

Antes de la ley ACA

Las aseguradoras podían utilizar discrecionalmente, aunque con algunas limitaciones, el destino de los ingresos por primas de seguros

Con la ley ACA

Las aseguradoras están obligadas a retornar como servicio a los asegurados, al menos el 80% del valor recaudado por primas mensuales de seguros o, en su defecto devolverle a cada asegurado la parte proporcional del dinero no destinada a este propósito.

MULTA POR NO TENER SEGURO.

Antes de la ley ACA no existía obligatoriedad de tomar el seguro de salud ni había penalidad por no tomarlo

Con la ley ACA

Con el propósito de minimizar el riesgo, exigible a las aseguradoras, al aumentar el volumen de personas aseguradas y buscando estabilizar el precio de las primas mensuales, la ley introdujo ciertas sanciones para aquellas personas quienes, estando obligados a adquirir un seguro de salud, no lo tomen.

PERSONAS QUE PODRIAN ACCEDER A EXENCIONES DE SANCIONES

Antes de la ley ACA

No existían exenciones porque tampoco existían sanciones por no tener seguro de salud

Con la ley ACA

Hay varias opciones para obtener exenciones y evitar las sanciones.

Teniendo en cuenta las anteriores consideraciones podremos entender las principales razones por las cuales los costos de primas han subido pero también es importante tener claridad de que para las familias cuyos ingresos estén por debajo del 400% del FPL este incremento en los precios no les afecta significativamente por cuanto todas ellas tienen la opción, de mantener sus costos dentro de un máximo porcentual de sus ingresos y para quienes se encuentren en el corredor del 100% y 150% del FPL esos subsidios van a estar cercanos al 100%

Las familias con ingresos mayores si se ven afectadas con este incremento; pero también es importante hacer conciencia de que la nueva ley igualmente los protege a ellos de la fijación de limitaciones en cobertura por pre-existencias, de correr el riesgo de que les sean negadas las renovaciones de su seguro por alcanzar el máximo valor de cobertura anual o de por vida, así como la diferenciación del valor de las primas por sexo y pre-existencias.

¿COMO EVITAR LA MULTA?

¿Quiere seguro de salud?

PARA QUIENES LA RESPUESTA ES "SI"; les pido un poco de paciencia para explicarles, en detalle, los pasos necesarios, inmediatamente después de presentarles las opciones de evitar la multa a QUIENES NO ESTAN INTERESADOS en tener alguna clase de seguro de salud; luego de eso, continuaré con la exposición correspondiente a QUIENES SI ESTAN INTERESADOS proveyéndoles una descripción detallada de lo que necesitan hacer para obtener cobertura a fin de que puedan sacar el máximo provecho en la escogencia de su seguro de salud.

SI SU RESPUESTA ES "NO" pero le gustaría mirar si podría calificar para obtener una exención del pago de la penalidad entonces le recomendaría lo siguiente:

Vaya al sitio web https://www.**cuidadodesalud**.**gov**/es/health-coverage-/exemptions-from-the-fee/

O al sitio web www.irs.gov/pub/irs-pdf/p5172sp.pdf

En estos dos sitios web va a encontrar todas las herramientas para que pueda determinar si usted está en riesgo de adquirir responsabilidad compartida si no toma, dentro del periodo de inscripción permitido, el seguro de salud y también las posibles exenciones para las cuales podría estar calificado y lo que debe hacer para acceder a ellas.

Si desea una mayor claridad sobre las diferentes opciones le recomiendo consultar con su Contador o preparador de impuestos quien podría ser la persona idónea que le podría ayudar a tomar su mejor decisión.

Si después de analizar todas sus opciones concluye que no califica para ninguna de ellas y no toma su seguro de salud entonces no tendría otra alternativa que pagar la penalidad.

GUIA PASO A PASO EN INSCRIPCION

¿Quiere ver si califica para subsidio en el pago de su prima mensual de seguro?

Esta guía es también válida para aquellas personas que NO ESTAN INTERESADAS EN OBTENER SUBSIDIO PARA EL PAGO DE SU PRIMA MENSUAL DE SEGURO, pero si están interesadas en obtener cobertura, al tiempo que evitarían la penalidad.

 Estas son las opciones:

-Las personas que no deseen obtener subsidio o no califiquen para obtenerlo pueden aplicar para obtener cobertura a través del Mercado de seguros o, si lo prefieren, pueden elegir obtener la cobertura inscribiéndose, directamente, con una compañía de seguros.

-Igualmente pueden obtener su cobertura, si les es ofrecida, por el empleador suyo o de su cónyuge conforme si las regulaciones de dicho empleador lo permiten.

- En cuanto a aquellas personas con miembros de la familia que pudieran ser elegibles para obtener cobertura a través de MEDICAID o los programas CHIP – diseñados para los niños u otros programas gubernamentales que correspondan, al hacer su inscripción, el mismo Sistema del Mercado de Seguros puede re- direccionarlos para que estas entidades determinen la elegibilidad para obtener la cobertura a través de ellas y, en caso de que determinen que no son elegibles, esta comunicación en que les informan la negación de cobertura se acepta como prueba válida para re-aplicar por estas personas ante el Mercado de seguros, aunque ya haya terminado el periodo regular de inscripción, y les será reconsiderada su aprobación dentro del Mercado de Seguros.

-Para las personas que califican para MEDICARE; ellas están obligadas a tomar su seguro de salud a través del programa MEDICARE, a menos que vengan con una cobertura vigente de su empleador.

Las personas que califican para MEDICARE no pueden aplicar para subsidios a través del Mercado de Seguros.

CUANDO INSCRIBIRSE

La ley solo permite dos alternativas, a través del calendario anual para la inscripción así:

1-El Periodo Abierto de inscripción (Open Enrollment Period)

Este es el periodo de inscripción en el que deberán inscribirse todas las personas elegibles a fin de poder obtener la cobertura y/o evitar las penalidades de ley.

Para el periodo abierto de inscripción cuya cobertura inicia en enero 1 de 2017 las inscripciones se inician en noviembre 1 de 2016 y van hasta enero 31 de 2017.

Para poder tener cobertura desde enero 1 de 2017 debe inscribirse y seleccionar un plan de seguros antes de diciembre 15 de 2016.

Quienes se inscriban entre diciembre 16 de 2016 y enero 15 de 2017 la cobertura inicia en febrero 1 de 2017.

Quienes se inscriban entre enero 16 de 2017 y enero 31 de 2017 la cobertura inicia en marzo 1 de 2017

2-El Periodo de inscripción Especial, (SEP)

Para poder inscribirse en este periodo especial se requiere el cumplimiento de ciertos requisitos definidos en la ley como por ejemplo mudarse de un estado a otro, casarse, el nacimiento o adopción de un bebe, adquirir nuevo status migratorio, perder cobertura en otra entidad elegible como Seguro del empleador o MEDICAID, etc.

Para mayor información puede visitar el sitio web:

https://www.cuidadodesalud.gov/es/glossary/special-enrollment-period/

Estos periodos son obligatorios así la inscripción se haga dentro o fuera del Mercado de seguros.

¿COMO SABER SI CALIFICO?

-Necesita reunir toda la información tanto personal como de su cónyuge, si están casados, y de todos los dependientes que van a estar incluidos en su declaración de impuestos sin importar si solo algunos de ellos van a inscribirse para obtener cobertura y, sin importar que algunos de sus dependientes puedan hacer una declaración de impuestos individual, únicamente para el propósito de obtener devolución de impuestos retenidos por anticipado   **1

Información requerida de TODOS QUIENES figuraran como cónyuge o dependientes, aunque NO SE INSCRIBAN PARA COBERTURA:

Necesita incluir toda la información de los dos subgrupos, (los que espera obtener cobertura y los que no), que espera incluir en su declaración de impuestos.

1-Proyección del ingreso estimado total a recibir durante el año en que tendrá la cobertura.

2-Información adicional requerida solo para todos quienes esperan figurar como cónyuge o dependientes y que SI se inscribirán para cobertura.

Prueba de status migratorio

Para ver las diferentes opciones puede visitar el sitio web: https://www.cuidadodesalud.gov/es/immigrants/

Proyección del ingreso estimado total, (tanto de los que esperan obtener cobertura como de los que no), a recibir durante el año en que espera cobertura.

Para mayor claridad en la determinación del ingreso visite el sitio web:

https://www.cuidadodesalud.gov/es/income-and-household-information/

Reunir información sobre si ya tiene o le será ofrecido seguro de salud a través del empleador, MEDICAID, u otro programa de seguros del estado para los niños u otros programas gubernamentales de salud elegibles. **2

Determinar quiénes se catalogan como fumadores y quienes como no fumadores

Determinar la edad de cada aspirante a cobertura

Determinar el código postal de la ciudad en la que esperan vivir durante la cobertura

Revise, cuidadosamente, los aspectos señalados a continuación:

**1) Para el solicitante que este casado su única opción de llenar la inscripción es comprometiéndose a llenar su declaración de impuestos en conjunto con su cónyuge; la ley no permite el subsidio a personas que hagan su declaración de impuestos como casados declarando separados a excepción de que ello se origine en causas de violencia intrafamiliar.

**2) Es importante tener claridad en lo referente a que el ingreso que va a ser confrontado por el IRS será el total recibido por todos los miembros del grupo familiar incluido en la declaración de impuestos obtenido durante todo el año en que esperan recibir la cobertura; es decir la verificación de su información solo será hecha en su declaración de impuestos que usted deberá presentar dentro del primer cuatrimestre del siguiente año al cual obtuvo el subsidio y la cobertura de seguro; esto significa que su cálculo del ingreso y de todos quienes vayan a estar en su declaración de impuestos, se hace hasta con un año de anticipación; los ingresos del año inmediatamente anterior pueden servirle PERO SOLO COMO PUNTO DE REFERENCIA que le pueda ayudar a hacer el estimado del ano para el que espera obtener la cobertura.

LAS PERSONAS QUIENES NO TENGAN UN ESTATUS MIGRATORIO DEFINIDO EN LA LEY COMO PERMITIDO; no están obligadas a tener seguro de salud ni a pagar ningún tipo de penalidad si no lo tienen.

Para más información visite el sitio web: www.cuidadodesalud.gov/ https://www.cuidadodesalud.gov/es/immigrants/immigration-status/

Se debe tener especial cuidado en la determinación de todos los ingresos del grupo familiar; para hacerlo de la forma correcta usted puede utilizar la herramienta proveída por el Mercado de Seguros ofrecida en el sitio web: **https://www.cuidadodesalud.gov/e**

s/income-and-household-information/

Si sus ingresos anuales provienen de origen diferente al salario como trabajador (W2) como por ejemplo trabajo por cuenta propia, rentas, dividendos, (exentos de impuestos o no), beneficios de seguro social, pensiones u otro tipo de ingresos; sería conveniente que le pidiera la asesoría a su Contador o preparador de impuestos quien podrá determinarle con mayor aproximación cual podría ser su ingreso neto por cada uno de estos diferentes conceptos.

Nota: Una mala determinación del ingreso podría tener consecuencias desde la descalificación para la obtención de los posibles subsidios a que pudiera tener derecho pasando por la subvaluación o sobrevaluación del ingreso las cuales podrían implicarle desagradables sorpresas al presentar su declaración de impuestos en el primer cuatrimestre del año inmediatamente siguiente al ano en el cual haya recibido la cobertura del seguro y el correspondiente subsidio.

¿A CUANTO SUBSIDIO CALIFICO?

Si ya tiene disponible toda la información sugerida la cual fue explicada con anterioridad el siguiente paso es obtener un estimado del posible subsidio que podría recibir.

Pero antes que esto debería comparar la sumatoria del ingreso anual estimado de todos los miembros de la familia incluidos en su declaración de impuestos con la tabla FPL (Federal Poverty Level) a fin de que pueda establecer con anticipación si va a tener posibilidad de obtener subsidio para el pago de la prima mensual de seguros y para los deducibles, coaseguros, y copagos.

Para este comparativo puede utilizar la herramienta del sitio web:

https://www.healthcare.gov/glossary/federal-poverty-level-FPL/

Nota: Si el total del ingreso familiar estimado es igual o superior al 400% del valor fijado en esta tabla, mostrado en la columna especifica por el número de miembros de su grupo familiar, entonces usted no califica para subsidios.

Si ese es su caso usted tendrá la opción de continuar con el proceso de inscripción de su familia a través del Mercado de seguros o, si lo prefiere, también puede optar por dar por terminado el proceso aquí e inscribir a su familia para la obtención del seguro directamente con una compañía de seguros para lo cual, sería recomendable, que lo hiciera a través de un agente de seguros quien le podrá orientar sobre la póliza más conveniente conforme a las necesidades específicas de su familia en lo referente a la salud.

EL SIGUIENTE PROCEDIMIENTO ES DE INTERES PARA QUIENES, SI PUEDEN CALIFICAR PARA LA OBTENCION DEL SUBSIDIO Y ESTABLECER LA CANTIDAD ESTIMADA A RECIBIR Y PARA QUIENES, AUNQUE NO TENGAN POSIBILIDAD DE OBENER SUBSDIO, DESEAN SABER INFORMACION REFERENTE A LOS COSTOS DE LAS PRIMAS Y CARACTERISTICAS DE LOS PLANES OFRECIDOS POR LAS DIFERENTES COMPANIAS DE SEGUROS QUE ESTAN PARTICIPANDO EN EL MERCADO DE

SEGUROS, INCLUIDO EL LISTADO DE MEDICAMENTOS.

Para obtener esta información puede ir al sitio web:

https://www.cuidadodesalud.gov/es/see-plans/

Aquí va siguiendo los pasos que le indican teniendo el cuidado de colocar, en la información referente al ingreso, el valor a colocar es EL TOTAL DE LA SUMATORIA DE LOS INGRESOS DE TODO EL GRUPO FAMILIAR establecido como se explicó anteriormente.

En lo referente a las categorías de planes de seguros la ley determina cinco niveles a saber:

Categoría Platino:

Esta categoría ofrece un porcentaje de cobertura del 90% con menores deducibles, coaseguros y copagos, pero tiene el más alto costo de la prima mensual de seguros.

Categoría Oro: Es la segunda categoría en orden descendente con un porcentaje de cobertura del 80% y con costos por deducibles, coaseguros y copagos un poco más altos que la categoría Platino, aunque menores que la categoría subsiguiente pero el costo de la prima mensual es, también más alto que la en la categoría subsiguiente.

Categoría Plata:

Esta es la tercera categoría en orden descendente y tiene un porcentaje de cobertura del 70%.

Para las personas cuyo ingreso familiar este en los rangos medio y bajo del FPL esta es la categoría ideal por cuanto, además del subsidio otorgado para el pago de la prima mensual también se pueden beneficiar con una ayuda muy significativa para el cubrimiento de los deducibles, coaseguros y copagos dándoles la opción de tener beneficios muy parecidos, y algunas veces mayores, a los ofrecidos en las categorías Oro y Platino sin tener que pagar un valor mayor por la prima mensual a su cargo que resultara de descontar el valor de prima establecido para cada categoría al cual se le descuenta el valor reconocido como subsidio a otorgarle.

Categoría Bronce:

 Esta es la penúltima de las categorías que le da la opción de obtener el subsidio para el pago de su prima mensual del seguro; en esta categoría la cobertura es hasta del 60%; esta categoría tiene costo de prima más bajos que todas las descritas antes pero también tiene mayores costos por deducibles, coaseguros y copagos

La siguiente categoría es denominada catastrófica: esta categoría solo ofrece ventajas a algunas personas que cumplen requisitos tales como ser menores de 30 años o que reúnan ciertos requerimientos referentes a dificultades económicas especiales.

SEA CUIDADOSO EN LA SELECCIÓN DE SU PLAN

SI USTED CALIFICA PARA AYUDA CON EL CUBRIMIENTO DE PARTE DEL DEDUCIBLE, COPAGOS Y COASEGUROS LE PUEDE SER ALTAMENTE CONVENIENTE SELECCIONAR LA CATEGORIA PLATA pues esta ayuda solo se le reconoce a quienes califiquen y hayan seleccionado esta categoría.

El monto de subsidio especifico de las primas es otorgado sin consideración a la categoría de plan seleccionada.

Recuerde que los subsidies solo son ofrecidos a quienes se inscriban a través del Mercado de seguros.

REVISE SUS NECESIDADES EN SALUD

Si tiene expectativas de que algún miembro a cubrir del grupo familiar pueda incurrir en algún procedimiento medico u hospitalario en el corto plazo o requiere ciertos medicamentos específicos los cuales no son ofrecidos por todas las compañías que están ofertando su producto en el Mercado de Seguros, es conveniente que se asegure, en el mismo sitio web enunciado algunos párrafos atrás, de que la compañía de seguros, que espera seleccionar al hacer su inscripción, tenga este medicamento especifico en su listado de medicamentos del plan; si hay previsión de una hospitalización próxima puede ser importante comparar la aseguradora que le ofrezca el menor deducible porque, en este caso, la hospitalización podría exigirle el pago de todo el deducible de su póliza inicialmente.

Si ya obtuvo el estimado del valor de su prima de seguro, del monto del subsidio para el que califica y está satisfecho y si ya tiene claras sus expectativas de gastos de salud de su familia en el inmediato futuro y desea continuar con el proceso entonces está listo para iniciar el proceso formal de inscripción.

COMO OBTENER LA COBERTURA:

Primero que todo asegúrese de tener a mano todos sus documentos de soporte ya descritos.

No olvide que cualquier cambio que haga de la información que utilizo para hacer el estimado puede variarle sustancialmente los resultados obtenidos al final del proceso de la inscripción por lo tanto le recomiendo que se asegure de haber provisto la información correcta y si hizo ajustes posteriores entonces vuelva a hacer el estimado inicial para que se evite sorpresas desagradables bien sea al momento de la inscripción o, el próximo año, cuando presente la declaración de impuestos que corresponde al periodo anual en el cual espera obtener el seguro de salud.

OPCIONES PARA INSCRIBIRSE:

-Usted puede hacer su inscripción directamente online entrando al sitio web:

www.cuidadodesalud.gov

Lo primero que necesita hacer es crear una cuenta personal siguiendo los pasos que le va indicando este sitio web.

Luego de creada la cuenta usted recibirá un correo electrónico del Mercado de Seguros de Confirmación de que su cuenta fue creada y lo invita a dar clic en un link que le activa su cuenta.

Hecho esto usted ya puede reabrir el sitio web www.cudadodesalud.gov escribe su nombre de usuario y contraseña que le fueron asignados al crear la cuenta y ya puede empezar su proceso de inscripción.

En este proceso usted puede contactar a un agente de seguros que este certificado por el Mercado de Seguros para ayudarlo.

Un agente de seguros, licenciado en su estado de residencia y certificado por el Mercado de seguros no solo le puede guiar en el proceso de la inscripción, sino que además es el único autorizado para recomendarle la compañía de seguro más apropiada para las necesidades específicas de su familia en sus expectativas de gastos de salud.

También hay instituciones del sector salud y/o entidades autorizadas por el Mercado de Seguro para ayudarle con su inscripción.

-Puede inscribirse llamando directamente a algún centro de tele mercadeo autorizados por el Mercado de Seguros comunicándose al teléfono # 800-318-2596; también hay un teléfono especial para personas discapacitadas cuyo # es 855-889-4325.

-Usted también puede optar por llenar el formulario y enviarlo por correo directamente al Mercado de Seguros, aunque esta opción sería la menos recomendable porque toma un tiempo más largo en que su inscripción se haga efectiva en el Mercado de Seguros y va a demorar la confirmación de su inscripción; también podría presentarse el riesgo de que su inscripción no alcance a hacerse dentro del tiempo establecido por la ley.

Luego de haber hecho su proceso de inscripción mediante cualquiera de las tres opciones enunciadas en los párrafos inmediatamente anteriores usted obtendrá una respuesta, si hace la inscripción en línea, (en el sitio web del Mercado de Seguros), o a los centros de tele mercadeo autorizados esta respuesta es inmediata, dándole la información referente a si le fue aprobada la inscripción, si se le aprobó subsidio, si algunas de las personas para las cuales fue solicitado el seguro fueron remitidas a otras entidades gubernamentales como MEDICAID o el programa para niños CHIP; y si hay algunos requerimientos adicionales o también si fue negada.

También en la aprobación de la inscripción pueden solicitarle el envío de cierta información adicional; PROCURE ENVIAR CON PRONTITUD ESTOS DOCUMENTOS PORQUE, SI NO LOS ENVIA DENTRO DEL PLAZO ESTABLECIDO CORRE EL RIESGO DE QUE LOS BENEFICIOS APROBADOS LE SEAN CANCELADOS.

Nota: Si el valor del subsidio estimado le fue negado o fue menor del esperado, usted tiene el derecho de pedir una revisión y una explicación de las razones para ello y además tiene la opción de presentar una apelación sobre esta decisión.

RECUERDE: ES MUY IMPORTANTE QUE USTED REUNA TODA LA INFORMACION REQUERIDA PARA INSCRIBIRSE CON LA DEBIDA ANTICIPACION Y QUE DETERMINE CORRECTAMENTE EL INGRESO ANUAL ESTIMADO DE TODOS LOS MIEBROS DE SU FAMILIA QUE ESTARAN INCLUIDOS EN SU DECLARACION DE IMPUESTOS (CONYUGE Y/O DEPENDIENTES) Y SI NO TIENE CLARIDAD EN LA DETERMINACION DE LOS INGRESOS CORRECTOS ES MUY CONVENIENTE QUE LE PIDA AYUDA A SU CONTADOR O SU PREPARADOR DE IMPUESTOS.

SI YA TIENE CLARIDAD DE ESTA INFORMACION NO PERMITA QUE SE LA MODIFIQUEN PORQUE ESO LE PUEDE TRAER CONSECUENCIAS DESAGRADABLES, BIEN SEA AL MISMO MOMENTO DE SOMETER LA

INSCRIPCION O, MAS TARDE,
CUANDO PRESENTE SU
DECLARACION DE IMPUESTOS.

CONCLUSION:

Espero haber contribuido a clarificar el verdadero propósito de esta ley y que todos podamos entender uno de sus principales fines el cual es darle opciones para quienes antes no las tenían, pero también darle oportunidad, a quienes no les interese, para que exploren la posibilidad de escudriñar sus opciones de obtener una exención y/o de saber si están o no en riesgo de pagar la penalidad y su probable cuantía.

Si tiene preguntas adicionales puede dirigirse a:

info@finanzasseguras.com

Si desea adquirir el libro vaya a:
www.amazon.com/esobamacareparami

Quien es

JOSELIN Chávez

Contador Público con más de treinta años de experiencia en la disciplina contable y, en estos últimos 12 años radicado en el sur de la Florida de Estados Unidos, donde viene desempeñándose como preparador de impuestos individuales y agente de seguros de vida y salud poniendo especial énfasis en esta nueva oportunidad que ofrece la ley ACA, (OBAMACARE) procurando ayudarle tanto a las personas que tienen interés en beneficiarse de esta ley como a quienes solo les interesa encontrar herramientas legales para evitar el pago de la multa.

Su doble condición de preparador de impuestos y agente de seguros le permite ver con mayor claridad los factores claves a tener en cuenta al momento de inscribirse para obtener tanto la cobertura de seguro de salud adecuada como los subsidios a los que el solicitante pueda tener derecho y así prever con anticipación los riesgos que pudieran presentarse cuando, a posteriori, se llene la declaración de impuestos.